Fitness Nutrizione In italiano/ Fitness Nutrition In Italian:

Come Sbloccare il Vostro Potenziale Fisico Allenandovi e Mangiando in Modo Corretto

Indice

Introduzione 5

Capitolo 1: Petto, Spalle e Tricipiti 7

Capitolo 2: Addominali, Sschiena e Bicipiti 10

Capitolo 3: Muscoli Posteriori della Coscia, Quadricipiti 14

Capitolo 4: Cardio HIIT 17

Capitolo 5: Addominali 21

Capitolo 6: Obliqui 24

Capitolo 7: Esterno e Interno Cosce.............................. 27

Capitolo 8: Sedere 29

Capitolo 9: Schiena... 30

Capitolo 10: Nutrizione e Fitness Vanno di Pari Passo 32

Capitolo 11: I migliori SETTE Deliziosi Piatti a base di............. 34

o danni che possono accadere loro dopo aver intrapreso le informazioni qui descritte.

Inoltre, le informazioni nelle pagine seguenti sono intese solo a scopo informativo e dovrebbero quindi essere considerate universali. Come si addice alla sua natura, è presentato senza garanzia per quanto riguarda la sua validità prolungata o la qualità provvisoria. I marchi citati sono fatti senza il consenso scritto e non possono in alcun modo essere considerati un'approvazione da parte del Titolare del marchio.

Introduzione

Congratulazioni per aver scaricato *Fitness Nutrition* e grazie per averlo fatto.

Nei capitoli seguenti si discuterà di come sbloccare il vostro potenziale illimitato, di come avere un ottimo aspetto attraverso un'alimentazione sana e di come allenarvi in base alle vostre esigenze fisiche.

Ci sono molti libri su questo argomento sul mercato, grazie ancora per aver scelto questo! Ogni sforzo è stato fatto per garantire che sia pieno di quante più informazioni utili possibile, godetevelo!

Immaginate il vostro corpo da sogno... capito? Va bene, ora realizzate che potete raggiungere il vostro corpo da sogno attraverso allenamenti intensi e ricette deliziose che sono semplici e facili da seguire. La nutrizione è il singolo aspetto più importante di guardare e sentirsi bene.

In questo libro, ci sono 11 allenamenti che vanno dal cardio all'HIIT (High-Intensity Interval Training), ai semplici esercizi per il peso corporeo... agli allenamenti che non richiedono alcuna attrezzatura.

OGNI SISINGOLO ESERCIZIO può essere fatto a casa; non c'è bisogno di attrezzi ginnici di lusso per ottenere ciò che si desidera, basta la mentalità.

I seguenti allenamenti di sollevamento pesi includono:

- Petto, spalle e tricipiti
- Schiena, bicipiti e addominali
- Addominali alti e bassi
- Obliqui e fianchi
- Interno ed esterno cosce
- Muscoli posteriori della coscia, quad e polpacci
- Un allenamento completo per il sedere

Ecco l'attrezzatura di cui avrete bisogno: un tappetino per lo yoga, una panca per i pesi, o una palla da fitness, manubri, bilancieri, bilancieri (sono necessari quasi pochi o nessun peso), e una palla medica.

Ogni esercizio comprende una sequenza di riscaldamento necessaria per prevenire lesioni e per aiutare a bruciare più grassi. È importante raffreddarsi dopo ogni allenamento. Potete fare un giro a piedi di cinque o dieci minuti intorno all'isolato o al vostro appartamento/casa o fare delle facili posizioni yoga. Il cooldown è interamente a voi. Si consiglia di allenarsi tre giorni a settimana, mirando a diversi gruppi muscolari per ogni giorno, e poi concedersi un giorno di riposo per un corretto sviluppo muscolare. Se si seguono la routine e le ricette che ho trattato in questo libro, sono garantiti ottimi risultati.

Buon Sollevamento!

Capitolo 1: Petto, Spalle e Tricipiti

È fondamentale riscaldare i gruppi muscolari che si prevede di lavorare in quel giorno. In caso contrario, vi è un grave rischio di lesioni quando i muscoli e le articolazioni non sono adeguatamente preparati.

Riscaldamento

1. **Marcia sul posto:**

   Marcia in posizione per 60 secondi. Fate del vostro meglio non solo per camminare a passo veloce, ma anche per alzare le ginocchia più in alto possibile.

2. **Ginocchia Alte:**

   Questa è una versione esagerata di marcia sul posto. Questo è pensato per mantenere elevata la frequenza cardiaca e per aiutarvi a bruciare più calorie. Correrete rapidamente sul posto, mantenendo i gomiti che toccano la vita con gli avambracci e i palmi allungati parallelamente al pavimento. Fate del vostro meglio per toccare le ginocchia ai palmi delle mani il più velocemente possibile per 60 secondi.

3. **Boxe Squat Pugno:**

   Mettete i piedi alla larghezza delle spalle mentre tenete la schiena dritta mentre vi accovacciate. Tenete le mani sul petto e sporgete il sedere quando vi accovacciate. Mentre vi alzate, in alternativa, ruotate a sinistra e a destra punzonandovi dopo esservi accovacciati. Alzatevi, date un pugno a sinistra con il braccio destro, ruotando il piede destro nel pugno. Giù in uno squat, alzatevi, poi date un pugno a destra con il braccio sinistro. Ripetere per 60 secondi.

4. **Cerchi Grandi con Braccio:**

Portare le braccia sopra la testa e fate una " V." Quindi create cerchi grandi e larghi con le braccia. Andando avanti per 30 secondi. Invertire la direzione per altri 30 secondi.

5. **Cerchi con il polso:**

Portare le mani insieme al pettorale e intrecciare le dita. Muovere solo i polsi per 60 secondi.

Allenamento

1. **Pressa Per Bilanciere:**

Posizionate i piedi in modo che siano appena al di fuori della linea verticale immaginaria che potreste disegnare dalle spalle. Con i palmi delle mani rivolti verso l'interno, afferrate la barra, tenendo le mani un po' più larghe delle spalle - assicuratevi che i polsi rimangano dritti. Tenere i gomiti in avanti un po' oltre il bilanciere, questo aiuterà a mantenere il bilanciere in posizione. Premete il bilanciere verso l'alto e, mentre lo fate, spingete la testa attraverso le braccia una volta che il bilanciere è sopra la testa. Fare quattro serie di ripetizioni; 15-12-10-5

2. **Braccio Singolo in Fila Eretta:**

Tenere un manubrio con una mano sola al fianco, con i palmi delle mani rivolti all'indietro. Portate il manubrio all'altezza del mento, tenendo il gomito più alto del polso. Rilasciare lentamente il manubrio alla posizione di partenza. Ripeterei sull'altro lato dopo un set. Fare quattro serie di ripetizioni: 15-12-10-5

3. **Dumbbell Incline pressa:**

Mettete la panca pesi in posizione inclinata o appoggiate la vostra palla da fitness contro un muro e sedetevi ad angolo con la schiena dritta appoggiata alla palla. Tenere i piedi e le ginocchia larghi. Tenere in ogni mano un manubrio vicino alle spalle. Premere i pesi verso l'alto mentre schiacciate i muscoli del torace. I manubri dovrebbero avvicinarsi naturalmente quando li sollevate, ma non hanno bisogno di toccarsi, quindi abbassate lentamente i vostri pesi nella posizione di partenza. Fare tre serie di ripetizioni: 15-12-10-5

4. **Piegato sopra Delt Fly:**

Tenete un manubrio in ogni mano, tenete i piedi un po' più larghi delle spalle e assicuratevi che le ginocchia siano leggermente piegate. Piegare in avanti i fianchi fino a quando il petto non è quasi parallelo al suolo. Tenere la schiena completamente dritta con i palmi delle mani rivolti verso il basso e poi sollevare i pesi verso l'esterno e verso l'alto fino ai lati. Mantenete il controllo dei vostri movimenti. Fare tre serie di ripetizioni: 15-12-10-5

5. **Pressa Con Manubri Seduti:**

Sedersi su una panchina tenendo i manubri all'altezza del mento con i gomiti ai lati e i palmi delle mani in posizione rivolta in avanti. Premete i pesi completamente sopra la testa per un'estensione completa - tenere le spalle basse aiuterà a isolare i tricipiti e il torace. Fare tre ripetizioni di 15.

Capitolo 2: Addominali, Sschiena e Bicipiti

Riscaldamento

1. **Cat-Cow Stretch:**

   Mettetevi a quattro zampe con le mani e le ginocchia a distanza di spalle e fianchi. Inarcate delicatamente la schiena, arrotondate e infilate il mento e il coccige sotto di voi. Inspirate e mentre espirate, lasciate cadere la schiena e sollevate il coccige come se fosse tirato su con una corda. Guardate verso il cielo come se cercaste di fare una forma a "U" con la schiena. Ripetere 10 volte.

2. **Tocco Di Punta:**

   Mentre siete in piedi, tenete i piedi uniti e tendete le mani verso il cielo. Piegare in avanti i fianchi e spingere i fianchi all'indietro quando si raggiunge il pavimento, spostando il peso sui talloni. Tenere la schiena dritta. Poi solleveremo e, per farlo correttamente, faremo un leggero giro della colonna vertebrale e solleveremo una vertebra alla volta, finendo nelle posizioni di partenza. Ripetere 15 volte.

3. **Posizione del triangolo:**

   In piedi, fare un grande passo avanti con il piede destro in posizione di affondo. Non lasciate che il ginocchio passi attraverso la caviglia e mantenete la gamba sinistra dritta facendo cadere il ginocchio. Dato che vi siete afflitti in avanti con il lato destro, prenderete la mano sinistra e la poserete a terra proprio a sinistra del piede Sdestro. Prendete il vostro braccio destro e raggiungete il cielo e seguitelo con lo sguardo. Dovreste fare una linea retta con entrambe le braccia. Ripetere sul lato destro e sinistro cinque volte.

4. **Allungamento laterale:**

Posizionare un palmo su un muro e portare l'intero braccio interno per incontrare il muro pure. Ruotare il petto lontano dal muro e poi tenere premuto per 20 secondi. Ripetere alternativamente su ciascun lato sei volte.

5. **Plank:**

Mettetevi in posizione di spinta con i piedi uniti e i polsi direttamente sotto le spalle. Tenere premuto per 30 secondi

Allenamento

1. **Pull-up a presa larga:**

Posizionare le mani rivolte in avanti e afferrare una barra di trazione leggermente più larga delle spalle. Premere il nucleo e tornare indietro per aiutarvi a sollevare. Cercate di non usare le spalle o le braccia.

2. **Piegati sulle file:**

Posizionare i piedi alla larghezza dell'anca piegando leggermente le ginocchia. Con i pesi in ogni mano, piegarsi in avanti ai fianchi e non alla vita. Tenete il vostro nucleo agganciato e le braccia appese, e i gomiti infilati nei fianchi. Con i palmi delle mani rivolti l'uno verso l'altro, stringete le scapole e portate i gomiti ben saldi contro di voi mentre portate i pesi fino alle ascelle. Immaginate di rompere un uovo con le scapole quando i gomiti sono alzati. Tenere premuto per un conteggio e poi rilasciare. Fare tre serie di 8-12 ripetizioni.

3. **Bent Over Bicep Curls:**

Cominciate facendo una fila piegata e, quando vi liberate per tornare alla posizione di partenza, rivolgete i palmi delle mani verso il petto e arricciate i pesi al petto. Inserite il bicipite all'altezza del cerchio. Non oscillate le braccia per fare questo esercizio, usate solo i muscoli. Abbassare la quantità di peso se necessario. Fare tre serie di 8-12 ripetizioni.

4. **Rear Delt Flies:**

Iniziate mettendo i piedi circa alla larghezza dell'anca e piegatevi leggermente in corrispondenza dei fianchi, mentre stringete il torace. Avere le braccia che tengono i pesi leggermente davanti alle ginocchia. Mentre vi piegate leggermente, aprite le braccia ai lati il più in alto possibile, stringendo le scapole. Non oscillare le braccia, usare la schiena e il nucleo per sollevare. Rilasciate lentamente le braccia e non smettete di impegnare gli addominali. Fare tre serie di 8-12 ripetizioni.

5. **Crunch Di Base:**

Iniziate stendendovi sulla schiena con i piedi per terra e le ginocchia leggermente piegate. Premete leggermente le dita alla base del cranio per sostenere la testa. Impegnare il nucleo per sollevare il più possibile la parte superiore del corpo e non smettere mai di stringere il nucleo. Passare al prossimo esercizio dopo aver "scricchiolato" per 15 secondi.

6. **Bicycle Crunches:**

Rimanete in posizione di scricchiolio con la schiena sul pavimento. Allungate i piedi appena sopra il pavimento, prima di portare una delle ginocchia verso il corpo e sollevate leggermente il corpo per toccarlo con il gomito opposto. Mantenete il vostro nucleo impegnato mentre spingete il piede all'indietro e portate l'altro ginocchio verso l'alto per toccarlo con l'altro gomito. Mantenere la parte superiore del corpo sollevata e torcere il gomito per fargli incontrare il ginocchio opposto. Ripetere per 15 secondi.

7. **Nuotatore:**

Stendetevi a pancia in giù con le braccia e le gambe distese. Sollevare le braccia e le gambe mentre si impegna il nucleo. Abbassate la gamba sinistra e il braccio destro, poi sollevateli di nuovo, mentre abbassate la gamba destra e il braccio sinistro. I lati alternati come se stessi nuotando. Non far cadere completamente le braccia o le gambe. Ripetere per 60 secondi.

8. **Plank:**

Mettetevi in posizione di spinta con le mani e i piedi distanti tra loro per la lunghezza delle spalle. Con i polsi direttamente sotto le spalle, impegnare il core e tenere premuto per 30 secondi.

Capitolo 3: Muscoli Posteriori della Coscia, Quadricipiti e Polpacci

Riscaldamento

1. **Altalene delle gambe:**
   Iniziate stando in piedi in posizione eretta. Prendete una gamba e fatela oscillare avanti e indietro. Mantenete il vostro nucleo impegnato mentre mantenete una gamba dritta senza muovere la parte superiore del corpo. Ripetere 20 volte con ogni gamba. Dopo aver completato entrambe le gambe, passare a un movimento laterale con la gamba opposta davanti alla gamba ferma. Ripetere per 20 secondi su ogni gamba.

2. **Frankenstein Camminata:**
   Prendete a calci una gamba dritta davanti a voi e allungate il braccio opposto per toccarvi lo stinco mentre camminate lentamente in avanti. Ripetere 20 rep. Totale.

3. **Quad Walk:**
   Stare in piedi su una gamba sola mentre si tira la gamba opposta per incontrare le natiche e distendersi il più possibile. Alternare ogni gamba 20 volte

Allenamento

1. **Squat con manubri:**

   I piedi devono essere distanziati nella larghezza delle spalle con le dita dei piedi leggermente rivolte verso l'esterno. Tenete il manubrio in alto come una tazza e lasciate che la

parte inferiore del peso penzoli. Tenete il manubrio in alto come una tazza e lasciate che la parte inferiore del peso penzoli. Una volta che le cosce sono parallele, spremere i glutei, e le gambe come si solleva.
Ripetere per 45 secondi.

2. **Squat Con Manubri:**

Mettetevi in piedi con i piedi a circa due lunghezze di pugno l'una dall'altra, tenendo i manubri ai lati. Punta le dita dei piedi leggermente verso l'esterno. Non sollevare i pesi con le braccia. Muovetevi in una bassa tozza mantenendo la schiena dritta, spostando il peso dalle dita dei piedi ai talloni. Tenete il petto in alto il più possibile. Sollevate la schiena usando solo le gambe e riportate il peso alle dita dei piedi con il petto leggermente gonfio mentre vi appoggiate all'indietro. Ripetere per 45 secondi.

3. **Affondo:**

Appoggiate uno sgabello contro un muro e mettete le gambe a circa la larghezza dei fianchi, tenendo le braccia ai lati che tengono i pesi. Fate un passo avanti con un piede sul poggiapiedi, facendo in modo che la coscia e il polpaccio siano ad un angolo di 90 gradi. Assicuratevi che il ginocchio non vada oltre la caviglia. Quando si scende in posizione di affondo, il ginocchio posteriore dovrebbe abbassarsi leggermente. Spingere indietro nella posizione di partenza. Ripetere 6-12 volte, quindi ripetere sulla gamba opposta.

4. **Squat A Parete:**

Tenete una palla medica contro un muro con la parte bassa della schiena, con i pesi in mano. Mettetevi in piedi con i piedi a circa un passo dall'esterno e a distanza di un'anca, assicuratevi che le dita dei piedi siano davanti alle ginocchia. Con i pesi appesi ai lati, rotolate lungo il muro fino a quando le gambe non fanno un angolo di 90 gradi. Spremere le gambe e i glutei per rialzare il corpo, mantenendo le ginocchia leggermente piegate. Ripetere per 45 secondi.

5. **Stacchi:**

Iniziate con i piedi leggermente più larghi dei fianchi e tenete un bilanciere senza pesi sulla parte superiore delle cosce (potete sempre aggiungere peso in seguito) con le mani solo sulla parte esterna dei fianchi. Bloccate le gambe e abbassate *lentamente* il bilanciere verso i piedi, mantenendo la schiena dritta. Ricordatevi di mantenere il vostro nucleo flessuoso, perché questo protegge la vostra schiena. Tenere il bilanciere vicino alle gambe durante la discesa. Sollevare con la schiena dritta e far prendere al bilanciere il sentiero esatto che scende. Ripetete tutte le volte che potete in forma perfetta.

6. **Squat and Hold:**

Appoggiate la schiena contro un muro con i piedi all'incirca alla larghezza dei fianchi e un passo avanti a voi. Mettete le ginocchia sopra le caviglie mentre scendete in una tozza. Assicuratevi che le ginocchia siano leggermente dietro le dita dei piedi. Tenere in forma per 60 secondi.

Capitolo 4: Cardio HIIT

Riscaldamento

1. **Rotoli di spalla e testa:**

   Assumere la posizione di partenza stando in piedi a testa alta con la schiena dritta. Sollevare le spalle e rotolare in avanti per fare un cerchio. Questo è un rotolo di spalla. Per far rotolare la testa, inclinare delicatamente la testa e il collo in avanti, quindi ruotare delicatamente di 360 gradi senza forzare il collo. Fare 15 ripetizioni di ciascuno.

2. **Torsione Superiore Del Corpo:**

   Stare in piedi con i piedi su entrambi i lati del corpo, leggermente più larghi dei fianchi. Alzate entrambe le mani, livellate il petto, poi fate pugni sciolti e ruotate il busto e i fianchi a sinistra insieme alle mani. Mettere in pausa e tenere premuto per tre secondi. Quindi tornare all'inizio. Ruotare a sinistra, poi ripetere otto volte.

3. **Cerchi Dell'Anca:**

   Iniziate in posizione eretta - i piedi devono essere all'incirca alla larghezza delle spalle - e appoggiate le mani sui fianchi. Spingere i fianchi verso la parte anteriore e poi ruotare lentamente in senso orario. Eseguire 5-10 rotazioni quindi cambiare la direzione.

4. **Cerchi al ginocchio:**

   Posizionare i piedi alla larghezza delle spalle e piegare leggermente in avanti le ginocchia. Mettete le mani sulle ginocchia e mentre tenete i piedi sul pavimento, ruotate le ginocchia in senso orario. Mantenere i movimenti dell'anca al minimo. Fate 5-10 ripetizioni in una direzione e poi cambiate.

5. **Cerchi Del Braccio:**

Allungate le braccia verso i lati con le spalle in basso. Ruotare le braccia in avanti in piccoli cerchi per cinque ripetizioni. Invertire la direzione per cinque ripetizioni. Ripetere l'intero processo in grandi cerchi.

6. **Sollevamento Del Ginocchio:**

Sollevare un ginocchio il più vicino possibile al petto e tenere con le mani. Mantenere questa posizione per tre secondi. Abbassare il piede. Ripetere con il ginocchio opposto. Fare 10 ripetizioni.

Allenamento

1. **Squat di salto a 180 gradi:**

Iniziate con le gambe leggermente più larghe dei fianchi e le dita dei piedi rivolte verso l'esterno. Iniziare in una posizione squat bassa, poi saltare su e girare di 180 gradi, poi atterrare dolcemente indietro in una posizione squat. Invertire la direzione ogni volta. Ripetere per 45 secondi.

2. **Ginocchia Alte:**

Impegnatevi con gli addominali mentre correte velocemente, sollevando le ginocchia più in alto possibile. Ripetere per 45 secondi.

3. **Pazzo Jumping Jacks:**

Stringete il vostro nucleo e stendete le braccia ai lati, facendo 90 angoli, con le dita rivolte verso l'alto. Sollevare il ginocchio sinistro verso l'esterno di lato e verso l'alto, quindi abbassare il gomito sinistro per toccare il ginocchio sinistro. Lasciare cadere contemporaneamente il ginocchio sinistro mentre si ripete il movimento dall'altro lato. Ripetere per 45 secondi.

4. **Pick-Up incrociati:**

Iniziate con i piedi distanziati in larghezza delle spalle, saltate giù in posizione accovacciata. Appoggiando leggermente il vostro nucleo, toccate il pavimento con la mano destra. Saltate in aria e incrociate le gambe, poi atterrate di nuovo in posizione accovacciata. Toccate il pavimento con la mano sinistra. Ripetere per 45 secondi.

5. **Calci nel sedere:**

Tenere i piedi a larghezza di spalla. Calciate rapidamente il tallone sinistro verso i glutei. Quando si abbassa il piede sinistro, calciare indietro la gamba destra allo stesso tempo. Ripetere per 45 secondi.

6. **Star Jumps:**

Iniziate mettendo i piedi all'incirca a distanza di larghezza delle spalle e mantenendo entrambe le braccia vicine al corpo. Accovacciatevi a metà strada e raggiungete le dita del piede destro con la mano sinistra. Salta rapidamente in alto e allarga le braccia e le gambe come una stella marina. Atterrare dolcemente in posizione di mezzo quat, toccando con la mano destra le dita del piede sinistro. Ripetere per 45 secondi.

7. **Plank Jacks:**

Iniziate in posizione di tavola con i polsi sotto le spalle e tenete i piedi uniti. Innestare il nucleo mentre si saltano i piedi in fuori e poi saltare di nuovo nella posizione di partenza. Tenete la schiena dritta e la parte superiore del corpo immobile. Ripetere per 45 secondi.

8. **Punzone incrociato:**

Iniziate in una posizione accovacciata a metà con i piedi distanziati alla larghezza delle spalle. Tenete le spalle rilassate e il cuore impegnato; fate pugni, poi date un pugno a sinistra con la mano destra. Ripetere l'operazione perforando a destra con la mano sinistra. Ripetere per 45 secondi.

Capitolo 5: Addominali

Riscaldamento

1. **Bear Crawl:**

   Iniziate a quattro zampe con entrambe le mani direttamente sotto le spalle e le ginocchia direttamente sotto i fianchi. Con le dita dei piedi, afferrate il pavimento e sollevate le ginocchia di un paio di centimetri dal pavimento. Avanzare muovendo contemporaneamente la gamba sinistra e la mano destra allo stesso tempo, poi la gamba destra e la mano sinistra. Strisciare in avanti in questo modo 10 metri, e poi indietro 10 metri

2. **Spiderman Planks:**

   Iniziate nella posizione del plank con le mani sotto le spalle. Portare il piede destro in alto e piantarlo fuori dalla mano destra. Tenere premuto per 15 secondi, mantenendo la schiena dritta e il ginocchio anteriore direttamente sopra la caviglia. Dopodiché, mantenete l'equilibrio con il braccio sinistro, sollevate la mano destra fino al soffitto, seguendo il vostro sguardo. Mantenere la posizione per 15 secondi, quindi tornare alla posizione di partenza. Ripetere entrambi questi tratti su entrambi i lati del vostro corpo.

3. **Body Saw:**

   Mettetevi in posizione di tavola con i piedi alla larghezza dei fianchi, poi lasciate cadere i gomiti, in modo che si trovino direttamente sotto le spalle. Mantenere il corpo e la schiena dritti mentre si dondola avanti e indietro, mantenendo un nucleo stretto. Fare 10 ripetizioni.

4. **Plank:**

   Mettetevi in posizione tradizionale e mantenete la posizione per 10 secondi. Fate 3 ripetizioni di 10.

Allenamento

1. **Diamante sulla schiena:**

   Stendetevi a faccia in giù sul pavimento con i glutei schiacciati in modo che le gambe si sollevino dal pavimento. Impegnate il vostro nucleo e sollevate completamente il petto dal pavimento con le braccia direttamente davanti a voi, tirate un gomito nella schiena, poi alternate le braccia mentre tenete il petto e le gambe sollevate. Ripetere per 60 secondi.

2. **Applausi a forbice:**

   Stendersi sulla schiena mentre si impegna il nucleo e sollevare le scapole dal pavimento. Sollevate la gamba destra, tenetela dritta mentre battete le mani dietro il ginocchio. Mantenere la schiena dritta, e il nucleo stretto insieme alle scapole sollevate mentre si ripete dall'altro lato. Ripetere per 60 secondi.

3. **Sollevamento Del Ginocchio in Plank Laterale Bassa:**

   Iniziate a mettervi in una posizione laterale con l'avambraccio sul fianco, il gomito direttamente sotto la spalla e le gambe distese e diritte. Mettete i piedi uno sopra l'altro. Volete fare una linea retta con il vostro corpo. Sollevare il gomito superiore in aria, quindi posizionare la mano all'altezza del petto con il palmo della mano rivolto verso le dita dei piedi. Sollevare il ginocchio superiore per battere il palmo della mano, quindi abbassare la schiena. Ripetere per 60 secondi - 30 secondi su ciascun lato.

4. **Sprint Addominale:**

Sedetevi sul fondo con la schiena dritta e una delle gambe distese in aria. L'altra gamba viene avvicinata al corpo, quindi il ginocchio è vicino al busto. Alternate le gambe mentre pompate le braccia come se steste correndo. Ripetere per 60 secondi.

5. **Tambureggiare in V:**

Iniziate di nuovo dal basso con le gambe sollevate in modo diritto con un angolo di 30-45 gradi. Tenete il busto sollevato e la schiena dritta come se steste facendo una "V" con il vostro corpo. Impegnare il vostro nucleo, fare pugni, poi battere leggermente sull'addome come se fosse un tamburo, alternando le mani. Ripetere per 60 secondi.

6. **Piking:**

Iniziate in posizione alta con i piedi leggermente distanziati. Saltate con i piedi verso le mani e con la schiena dritta, il nucleo stretto, e il sedere tirato verso il soffitto. Tenere premuto per un conteggio, quindi tornare nella posizione del plank per un conteggio. Ripetere per sessanta secondi.

7. **Plank alternati:**

Iniziate in posizione alta, poi stendete il braccio sinistro davanti a voi e la gamba destra dietro di voi, leggermente più in alto della colonna vertebrale. Tenere premuto per un conteggio e poi scambiare il braccio e la gamba. Ripetere per 60 secondi.

Capitolo 6: Obliqui

Riscaldamento

1. **Bear Crawl:**

   Iniziate a quattro zampe con entrambe le mani direttamente sotto le spalle e le ginocchia direttamente sotto i fianchi. Con le dita dei piedi, afferrate il pavimento e sollevate le ginocchia di un paio di centimetri dal pavimento. Avanzare muovendo contemporaneamente la gamba sinistra e la mano destra allo stesso tempo, poi la gamba destra e la mano sinistra. Strisciare in avanti in questo modo 10 metri, e poi indietro 10 metri

2. **Spiderman Planks:**

   Iniziate nella posizione del plank con le mani sotto le spalle. Portare il piede destro in alto e piantarlo fuori dalla mano destra. Tenere premuto per 15 secondi, mantenendo la schiena dritta e il ginocchio anteriore direttamente sopra la caviglia. Dopodiché, mantenete l'equilibrio con il braccio sinistro, sollevate la mano destra fino al soffitto, seguendo il vostro sguardo. Mantenere la posizione per 15 secondi, quindi tornare alla posizione di partenza. Ripetere entrambi questi tratti su entrambi i lati del vostro corpo.

3. **Body Saw:**

   Mettetevi in posizione di tavola con i piedi alla larghezza dei fianchi, poi lasciate cadere i gomiti, in modo che si trovino direttamente sotto le spalle. Mantenere il corpo e la schiena dritta mentre si dondola avanti e indietro, mantenendo una stretta per. Fare 10 ripetizioni.

4. **Plank:**

Mettetevi in posizione tradizionale e mantenete la posizione per 10 secondi. Fate 3 ripetizioni di 10.

Allenamento

1. **Taglialegna:**

Stare in piedi con i piedi alla larghezza dell'anca e tenere un manubrio sul fianco con entrambe le mani in diagonale sopra la spalla destra, appoggiando il peso sul piede destro. Torsione verso l'anca destra come si effettua un movimento tagliere giù oltre l'anca sinistra. Ritornare alla vostra posizione di partenza. Fatelo per 20 ripetizioni su ciascun lato del vostro corpo.

2. **Russian Twist:**

Sedetevi in alto sul sedere con i piedi piatti per terra e le ginocchia piegate. Piegatevi leggermente all'indietro mentre tenete la schiena dritta. Usando un manubrio, tenerlo sulla parte esterna del peso, incrociare le caviglie, quindi sollevare i piedi da terra. Ruotare continuamente da sinistra a destra toccando il peso a terra mentre si gira da un lato all'altro. Ripetere per 45 secondi.

3. **Sollevatori laterali in Plank:**

Assumere una posizione del plank laterale. Mettere la mano libera sul fianco. Sollevare la parte inferiore del corpo per fare una linea retta. Abbassare l'anca sul pavimento e sollevarlo immediatamente per un conteggio. Ripetere per 20 secondi su ciascun lato.

4. **Bicycle Crunches:**

Assumere la posizione crunch con la schiena sul pavimento. Allungare entrambi i piedi appena sopra il pavimento, prima di portare una delle ginocchia verso il corpo e sollevare leggermente il corpo per toccarlo con il gomito opposto. Mantenete il vostro core impegnato mentre spingete il piede all'indietro e portate l'altro ginocchio verso l'alto per toccarlo con l'altro gomito. Mantenere una parte superiore del corpo sollevata e torcere per il gomito per incontrare il gomito opposto. Ripetere per 15 secondi.

Capitolo 7: Esterno e Interno Cosce

Riscaldamento

1. **Altalene delle gambe:**
   Iniziate stando in piedi in posizione eretta. Prendete una gamba e fatela oscillare avanti e indietro. Mantenete il vostro nucleo impegnato mentre mantenete una gamba dritta senza muovere la parte superiore del corpo. Ripetere 20 volte con ogni gamba. Dopo aver completato entrambe le gambe, passare a un movimento laterale con la gamba opposta davanti alla gamba ferma. Ripetere per 20 secondi su ogni gamba.

2. **Frankenstein Camminata:**
   Prendete a calci una gamba dritta davanti a voi e allungate il braccio opposto per toccarvi lo stinco mentre camminate lentamente in avanti. Ripetere 20 rep. Totale.

3. **Quad Walk:**
   Stare in piedi su una gamba sola mentre si tira la gamba opposta per incontrare le natiche e distendersi il più possibile. Alternare ogni gamba 20 volte

Allenamento

1. **Bruciature alla coscia con salti di gambe larghe:**
   Mettere i piedi in una posizione ampia e squat. Portare le mani al livello del cuore e premere i palmi delle mani insieme. I fianchi dovrebbero essere in linea con le spalle. Coinvolgere il core poi saltare e atterrare in uno squat;

assicurarsi che le ginocchia sono sopra le caviglie. Ripetere per 45 secondi.

2. **Squat con manubri:**
   Mettere i piedi più larghi dei fianchi. Tenere un manubrio in ogni mano alla larghezza delle spalle con le mani l'una di fronte all'altra. Le braccia dovrebbero essere appese direttamente sotto ogni spalla. Coinvolgere il vostro core per aiutarvi a mantenere la schiena dritta e protetta. Accovacciarsi in basso mentre le ginocchia rimangono sopra le caviglie. Ritornare alla posizione di partenza. Fate tre ripetizioni per 30 secondi ciascuna.

3. **Plank Lifts:**
   Mettetevi in posizione alta e sollevate una gamba parallela al suolo e tenetela per 45 secondi. Completate due ripetizioni su entrambi i lati.

4. **Fare Un Passo Squat:**
   Iniziate con i piedi alla larghezza dell'anca. Abbassatevi in un mezzo squat, poi fate un passo più a sinistra con il piede sinistro, poi portate il piede destro per rimettervi nella posizione di partenza. Ripetere per 30 secondi su ciascun lato.

5. **Sollevamenti Esterni Della Gamba:**
   Stendetevi sul lato destro con la mano destra che sostiene la testa. Tienete i fianchi impilati uno sopra l'altro. Sollevare la gamba superiore e pomparla di circa 10 pollici. Non lasciare cadere o piegare la gamba. Cambiare lato. Fate tre ripetizioni per 30 secondi.

Capitolo 8: Sedere

Riscaldamento

Riferimento Capitolo Tre

Allenamento

1. **Squat Pumps:**

   Stare in una posizione tozza, quindi cadere in uno squat basso. Iniziate a pompare il vostro sedere su e giù per 45 secondi

2. **Affondo:**

   Mettete le mani sui fianchi mentre state in piedi dritti. Fate un passo avanti con un piede di circa tre piedi, lasciate cadere entrambe le ginocchia e piegatele a 90 gradi mantenendo le spalle in linea con i fianchi. Ripetere per 30 secondi su ciascun lato.

3. **Squat:**

   Iniziate con un'ampia posizione squat e poi scendete in una posizione squat bassa. Stringete i glutei mentre salite. Ripetere per 45 secondi.

4. **Plank kick:**

   Mettetevi in posizione orizzontale con le ginocchia abbassate verso il pavimento. Sollevate una gamba e pompatela il più in alto possibile. Ripetere su ciascun lato per 45 secondi.

Capitolo 9: Schiena

Riscaldamento

Riferimento Capitolo 2.

Allenamento

1. **Spinta Elevata:**

   Mettete le mani a terra con entrambi i piedi sollevati su una panca o un divano. Guardando giù e tenendo la schiena dritta, fate una spinta. Fare tre ripetizioni di 20 secondi ciascuna.

2. **Nuotatore:**

   Stendetevi a pancia in giù con le mani e i piedi distesi. Innestare il nucleo, quindi sollevare un braccio insieme alla gamba opposta. Scendere e alternarsi continuamente per 45 secondi.

3. **Crunches inversi:**

   Stendetevi sul pavimento a pancia in giù, mettete le mani alla base del cranio e impegnate i muscoli della schiena. Sollevare il petto dal pavimento, quindi abbassare la schiena per un conteggio. Ripetere per 45 secondi.

4. **Rear Delt Flies:**

   Iniziate mettendo i piedi circa alla larghezza dell'anca e piegatevi leggermente in corrispondenza dei fianchi, mentre stringete il torace. Avere le braccia che tengono i pesi leggermente davanti alle ginocchia. Mentre vi piegate leggermente, aprite le braccia ai lati il più in alto possibile, stringendo le scapole. Non oscillare le braccia, usare la schiena e il nucleo per sollevare. Rilasciate lentamente le braccia e non smettete di impegnare gli addominali. Fare tre serie di 8-12 ripetizioni.

Capitolo 10: Nutrizione e Fitness Vanno di Pari Passo

Vi siete mai chiesti perché l'allenamento costante non sembra mai darvi i risultati che desiderate? Molto probabilmente è a causa della vostra dieta. Incorporare la migliore dieta nella vostra vita incoraggia la riduzione del grasso corporeo, l'aumento dell'energia, la perdita di peso extra e la protezione contro le malattie. Gli alimenti densi di nutrienti sono l'aspetto più importante del fitness. Gli studi hanno dimostrato che non mangiare prima di allenarsi aiuta a bruciare il 20% di grassi in più rispetto a quando si mangiava prima. Mangiare pasti ricchi di proteine dopo un allenamento è fondamentale per il processo di riparazione e costruzione della muscolatura.

Perdere peso è solo il 20% di esercizio, l'altro 80% è a dieta. Ciò che mangiate conta in termini di peso. Ridurre l'assunzione di zucchero riducendo il consumo di soda e di dolciumi elaborati. Bere molta acqua prima, durante e dopo l'allenamento. Quando avete voglia di qualcosa di dolce, optate per un pezzo di frutta. Invece di mangiare tre grandi pasti al giorno, passare a 6 o 7 piccoli pasti. Per aumentare il vostro metabolismo, è meglio allenarsi subito dopo il risveglio, in più comincerete ad avere più energia durante il giorno. Mangiate sempre colazione – ***sempre***. Questo vi dà il carburante necessario per iniziare la giornata e vi mantiene in forma. Incorporare i carboidrati complessi insieme alle proteine come prima cosa al mattino, questo aiuterà a regolare la glicemia e vi darà carburante per ore senza incidenti.

Se si cerca di costruire la muscolatura, è necessario mangiare prima e dopo l'allenamento. Mangiare carboidrati con un po' di proteine, e poi dopo l'allenamento andare proteina pazzo. Per ogni chilo che pesate, è necessario consumare 0,7 grammi di proteine ogni giorno. Le proteine sono il nutriente più facilmente disponibile sul pianeta e ci sono innumerevoli fonti diverse dalla carne e dai latticini: noci, burro di noci, fagioli, legumi, cereali integrali, latte di noci, yogurt, soia, quinoa, la maggior parte delle verdure. Dovrete anche limitare l'assunzione di grassi saturi e trans, come le caramelle e i cibi fritti.

Mangiare sano e mangiare spesso. Bevi molta acqua. La ragione per cui i carboidrati complessi sono una grande combinazione è che i carboidrati danno al corpo energia e le proteine aiutano a costruire muscoli, pelle e capelli. Entrambi sono necessari per un metabolismo più veloce e per costruire la muscolatura. Quando si desidera perdere peso e aumentare la massa muscolare, e/o dimagrire: l'abbinamento del perfetto equilibrio nutrizionale con il cardio, l'allenamento del peso e i giorni di riposo vi aiuterà a raggiungere il corpo perfetto che avete sempre sognato.

Capitolo 11: I migliori SETTE Deliziosi Piatti a base di Piante CONFEZIONATE con Proteine

1. Colazione Banana Shake

Ingredienti:

- Banana (1, congelata e affettata)
- Latte di soia (240 ml, non zuccherato)
- Semi Di Canapa (30 gr)
- Semi di Chis (15 gr)
- Polvere Di Maca (10 gr)
- Proteine in polvere(10 gr, preferibilmente vegane)
- Burro Di Arachidi (30 ml)

Preparazione:

- Mettere tutti gli ingredienti in un frullatore e frullare in alto fino a quando la consistenza è completamente liscia.

2. Tofu Strapazzato

Ingredienti:

- Olio d'oliva (10 ml, extra vergine)
- Cipolla (12 gr, tritata)
- Peperoni (250 gr, rosso e verde)
- Spinaci (240 gr)
- Tofu (370 gr)
- Pizzico di sale
- Pizzico di pepe

Preparazione:

- Scaldare l'olio d'oliva in una padella fino a caldo. Aggiungere cipolle e peperoni. Soffriggere fino a quando morbido e marrone. Aggiungere tofu, spinaci, sale e pepe. Soffriggere per un po' più a lungo a fuoco medio. Divertitevi!

3. Insalata di Ceci e Peperoni Rossi

Ingredienti:

- ceci (2 lattine da 430 gr, senza aggiunta di sale, scolati e sciacquati)
- Peperoni (3 rossi, finemente tagliati a dadini)
- Coriandolo (manciata, tritato)
- Prezzemolo (6 gr, tritato)
- Aglio (3 teste, tritato)
- Olio d'oliva (10 ml, extra vergine)
- Succo Di Limone (30 ml)
- Pizzico di sale
- Pizzico di pepe
- Pitas Integrale

Preparazione:

- Gettare tutti gli ingredienti in una grande ciotola e conservare in frigorifero per almeno due ore, lasciando che tutti i sapori si uniscano. Dopo che la miscela è stata raffreddata, metterne un cucchiaio in una pita.

4. Ciotola Di Quinoa Del Sud-Ovest

Ingredienti:

- Quinoa(60 gr, preparato)
- fagioli neri(120 gr preparati)
- tofu fermo extra (170 gr)
- spinaci o cavoli (60 gr)
- peperone(120 gr, tritato)
- pomodoro (1 piccolo, tagliato a dadini)
- coriandolo con cipolle verdi(4 gr, tritato)
- Succo di Lime
- Pizzico di sale
- Pizzico di pepe

Preparazione:

- Aggiungere i fagioli e la quinoa, insieme alle verdure in una ciotola. Mescolare con sale, pepe e succo di lime.

5. Panino con Burro di Mandorle e Banana

Ingredienti:

- Banana (1 molto matura, affettata)
- Burro di mandorle (30 ml)
- semi di chia (10 gr)
- pane integrale (2 fette)

Preparazione:

- Spalmare il burro di mandorle sul pane. Aggiungere i semi di banana e chia.

Quesadillas al Burro di Mandorle e Melograno

Ingredienti:

- Semi Di Melograno(80 gr)
- Banana (1 grande, affettata)
- Burro di mandorle (30 ml)
- Tortillas di grano intero (2 grandi)
- Cannella(2 gr)

Preparazione:

- Preriscaldare una padella grande a fuoco medio-alto. Condire con olio di cocco.
- Preparare le quesadillas, distribuire 3 cucchiai di burro di mandorle su ogni tortilla. Lasciare 1 pollice dal bordo.
- Un guscio di Tortilla avrà la banana a fette, i semi di melograno e la cannella.
- Piegare a metà.
- Cuocere in padella per circa 3 minuti, o fino a quando ogni lato è marrone.

7. Enchiladas Di Fagioli Neri

Ingredienti:

- Tortillas(10-12)
- Cumino (6 gr)
- Coriandolo (8 gr, tritato)
- Cipolle verdi (4-5, affettate)
- Mais (370 gr, congelato o fresco)
- Fagioli neri (1 barattolo da 430 gr, sciacquati e scolati)
- Avocado (2 piccoli o medi)
- Quinoa (60 gr, crudo)

Per la salsa:

- Brodo vegetale (720 ml)
- Peperoncino In Polvere (0.78 gr)
- Cipolla in polvere (0.60 gr)
- Aglio in polvere (0.60 gr)
- Paprica (1.25 gr)
- Cumino (15 gr)
- Olio d'oliva (30 ml)
- Farina per tutti gli usi (30 gr)
- Concentrato Di Pomodoro (70 gr)

Preparazione:

- Risciacquare, quindi cuocere qionoa secondo le indicazioni sulla confezione; utilizzando 1 tazza di acqua.
- Preparare la salsa enchilada: unire farina e spezie. Quindi scaldare l'olio d'oliva a fuoco medio in una padella.
- Una volta riscaldato, aggiungere il concentrato di pomodoro e la combinazione di farina e spezie.

- Cuocere per 1 minuto mentre sbattere. Quindi aggiungere il brodo, quindi far bollire. Ridurre il calore a un sobbollire. Continua a sbattere per un altro minuto o due.
- Tritare l'avocado e le cipolle verdi.
- In una ciotola, unire i fagioli, le cipolle, il mais, il cumino. Gettare la quinoa cotta, mescolare. Quindi aggiungere l'avocado.
- Preriscaldare il forno a 180° C. Rivestire leggermente una teglia, rivestire il fondo con una piccola quantità di salsa.
- Distribuire la miscela di fagioli al centro di ogni tortilla. Arrotolarli poi posizionare il lato cucitura verso il basso nel piatto.
- Versare il resto della salsa sopra le enchiladas.
- Cuocere per 25 minuti

Conclusione

Grazie per essere arrivati fino alla fine di *Nutrizione Fitness*, speriamo che sia stato informativo e in grado di fornirvi tutti gli strumenti necessari per raggiungere i vostri obiettivi, qualunque essi siano.

Il prossimo passo è iniziare a lavorare!